CUENTOS PARA DORMIR PARA ADULTOS

Historias Para Dormir Relajantes Para Adultos Estresados, Poderosa Meditación Guiada Para Vencer El Insomnio, Reducir La Ansiedad Y Dormir De Manera Más Inteligente - ¡Di Adiós A Las Noches Sin Dormir!

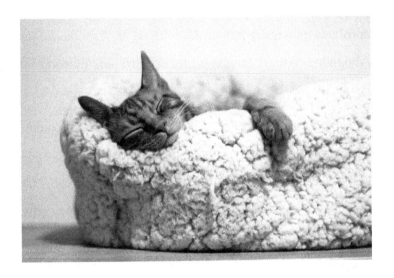

Por Elliott J. Power

TABLE OF CONTENTS

Gracias de nuevo por elegir este libro, asegúrate de dejar una pequeña reseña en Audible si lo disfrutas. Me encantaría saber lo que piensas

INTRODUCCIÓN

Las historias que estás a punto de leer te llevarán en viajes a través de diferentes tiempos y diferentes reinos. Sumérgete en cada cuento mientras ves nuevas formas de animales, bailas toda la noche, das un paseo por el espacio, escuchas el bosque, ayudas a un mago a encontrar a su pupilo y otros cuentos. Acurrúcate con este buen libro y déjate dormir.

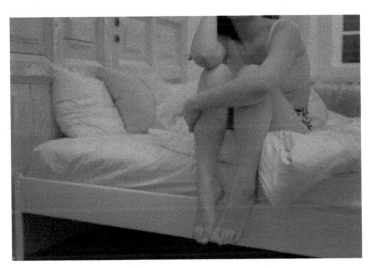

CAPÍTULO 1
INTRODUCCIÓN A LOS SUEÑOS:

Hubo un suave rasguño en la puerta. La ventana se cerró con llave, el perro se acurrucó en la cama, y el dueño del perro, se enterró bajo las capas de sábanas y edredones. Ignoraron el rasguño inicial, alejándose de la puerta del dormitorio, para mirar a la pared y dejar que el sueño se apoderara de ellos.

Las almohadas tenían la firmeza justa para ellos, ni demasiado firmes para que se les levantara el cuello, ni demasiado planas para que se sintieran como si no hubiera nada. La cama soportaba perfectamente el cuerpo, y el sueño no podía ser interrumpido, ni siquiera por un ruido extraño. Si movían las mantas demasiado, entonces se enfriaban de nuevo, o tal vez demasiado caliente si un pie se cubría. El nivel de confort alcanzado no podía ser perturbado.

Hubo otro arañazo en la puerta, seguido de un suave golpe. Esta vez, el perro se sentó, mirando la puerta, con el cuerpo inmóvil. El perro ladró bajo mientras los arañazos continuaban, ahora con más prisa. Algo quería entrar. Ignoró al perro; ignoró los arañazos y cerró los ojos con más fuerza. Sin embargo, cuanto más lo ignoraba, más persistentes eran los sonidos de la puerta. Golpes seguidos de rasguños contra la madera.

El perro soltó un ladrido más profundo, parado a cuatro patas, a los pies de la cama, con las orejas hacia atrás y la cola metida entre sus patas. ¿Qué criatura podría ser a esta hora? Empujando al perro a un lado, se levantó a regañadientes de su cama, la luz se activó automáticamente para llenar la habitación con su movimiento. Se acercó a la puerta, listo para enfrentarse a cualquier molestia que se encuentre más allá de su marco.

Un gato. El cuerpo peludo se intercaló con sus patas, rozándolas con una intensidad serena. Era demasiado tarde para tales visitas, pero de todas formas aceptó al gato, pasando sus dedos por el suave y largo pelaje, evocando ronroneos y pequeños maullidos. Invitan al gato a la cama, al perro ya acostado, la sensación de peligro ha pasado.

A medida que el gato avanzaba hacia la cama, su

forma cambiaba, pasando de cuatro patas, a estar de pie, el pelo blanco se convertía en piel clara, y las manchas negras se convertían en rizos sueltos sobre su cabeza. Los pantalones cortos se arrojaron al hombre adulto, que estaba de pie delante de ellos. Fue invitado a dormir, no tiene sentido estar tan desnudo como un arrendajo en el medio de la habitación. Arrastrándose de vuelta a la cama, el hombre transformado se une a ellos, envolviéndolos con brazos reconfortantes. El ronroneo permanece a pesar de la forma humana, un hocico en la parte posterior de su cuello mientras el hombre-gato se instala. El confort de antes parecía perfecto, pero este nuevo estado acurrucado en su pecho, sería aún mejor. El más dulce de los sueños estaba por venir.

La habitación se alejó para ser reemplazada por la oscuridad y en esa oscuridad, las imágenes llegaron a ellos. Destellos de recuerdos retorcidos, reproducidos en diferentes escenarios, o con personas que no habían visto en años. Llevados a través de un vórtice de estrellas a mundos medio recordados, y a otros completamente nuevos. Algunos sueños se desarrollan como un programa de televisión, mientras que en otros eres la estrella, incluso si no eres quien se supone que eres.

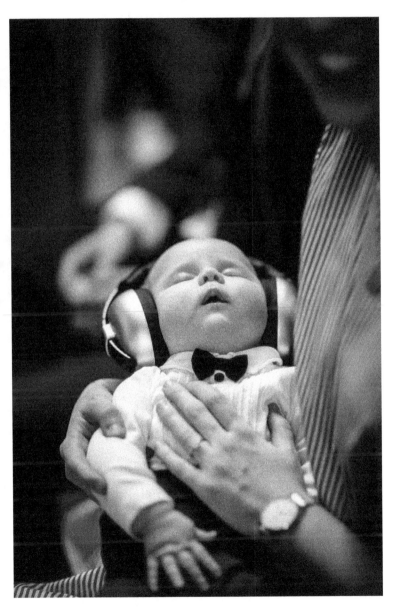

CAPÍTULO 2
EL BAILE:

L os carruajes llegaban a las puertas del castillo en procesión, la gente que salía de los carruajes decorativos, se preparaban para una fiesta de máscaras. Todos llevaban un color diferente, y una máscara que hacía juego con sus elaborados trajes. Faldas completas, trajes formales, vestidos elegantes, revoloteaban a través de las puertas, riéndose de los eventos por venir. Las máscaras en sí representaban diferentes animales, varios de diseño fino y elaborado.

Un zorro enmascarado revoloteaba con un vestido naranja, con la pelusa del vestido en contra de la velocidad y la astucia que un zorro solía mostrar. Sus largos cabellos negros estaban sueltos y los resortes de rizo se colocaban obedientemente en su lugar desde la varilla de un hierro caliente. Bailó al son de la melodía, dando vueltas por sí misma, llenando la habitación.

Una banda en el escenario llevaba uniformes simples en blanco y negro, sus máscaras eran las de criaturas similares: pingüinos, cebras, tigres blancos, hurones, zorrillos y una vaca que tocaba el contrabajo. La melodía era llevada a través de la gran sala hasta el jardín, visible a través de las grandes puertas dobles a un pequeño balcón.

El encantador zorro giró y giró hasta que volvió a sentir el aire fresco de la noche, bailando desde la pista de baile hasta el balcón bajo. Había bailado con máscaras de aves, ciervos, reptiles, cualquier número de criaturas que uno pudiera encontrar en el bosque o en las colinas. Solo cuando se apoyó en la barandilla dejó de bailar, recuperando el aliento y riendo suavemente. Inclinó la cabeza hacia atrás, empapándose de la brillante luz de la luna y disfrutando de la sensación de libertad.

—Bailas muy bien —musitó un lobo a su izquierda, su traje era plateado y negro, a juego con la máscara que llevaba, sus rasgos eran como los de un zorro pero más grandes y oscuros.

—Gracias, forastero —volvió el zorro, ofreciéndole una reverencia.

—¿Me honrarías con un baile? —se acercó a ella; su

brazo se extendió hacia ella. Ella se sonrojó bajo su máscara, evaluando al lobo, mucho más alto que ella pero delgado y ágil como los de su clase. Ella asintió con la cabeza y colocó ligeramente una mano enguantada en su antebrazo mientras él la llevaba de vuelta al interior.

Los instrumentos comenzaron lentamente, dando tiempo a las parejas para que se tiraran al suelo. Un pavo real fue emparejado con un búho, una serpiente con una liebre, y a su izquierda un cervatillo con un cuerno de alce, escandaloso con sus máscaras. Circulaban lentamente, con los ojos profundamente penetrados mientras se abrazaban musicalmente. Poco a poco, la música aceleró el ritmo hasta que cada pareja fue un torbellino de tonos mezclados, y los vítores de la multitud observadora animaron sus esfuerzos.

La zorra de ojos brillantes y color avellana miraba fijamente a los fríos ojos azules que tenía enfrente, incluso mientras se arremolinaban con rapidez y complejidad - ella nunca le quitaba los ojos de encima. Él la manejó con firme gracia, guiándola en cada movimiento con pericia mientras ella progresaba en el siguiente movimiento sin pensar. Pronto el piso quedó vacío excepto para el zorro y el lobo, las otras parejas cediendo a su química y delicadeza.

La música terminó en un crescendo, hubo una breve pausa de silencio, el zorro y el lobo respiraban pesadamente, y luego siguieron los vítores rugientes. Los dos se inclinaron tímidamente y asintieron con la cabeza antes de escapar al exterior una vez más. El lobo arrebató dos vasos a una gacela que pasaba, una bandeja de plata con una variedad de bebidas. Los olfateó y sonrió.

—¿Champán o sangría? —preguntó, sosteniendo las dos altas flautas.

—Sangría —el zorro tomó la flauta de color rubí y dio un sorbo, suspirando por la dulzura—. Me gusta la fruta —respondió.

—Creía que los zorros comían carne —tomó un largo trago, casi terminando su copa y le sonrió.

—No significa que no pueda disfrutar de las cosas más dulces de la vida. Me gusta el gallinero tanto como el arbusto de moras —se tomó su tiempo, probando la bebida, saboreando sus labios suaves contra el vaso frío.

—¿Alguna vez deseaste que fuera más de una noche

al año? —el lobo se alejó del salón de baile para mirar el jardín encantado.

—¿El baile o la fiesta? —terminó de sostener su vaso con delicadeza y se inclinó sobre la barandilla.

—La oportunidad de hacerlo más de una vez... cuando queremos sería mejor que una sola noche —terminó su vino espumoso y se lamió los labios. Extendió la mano lentamente y rozó sus nudillos desnudos con la mano enguantada de ella.

—Tal vez —ella miró sus manos que se tocaban y su cara se suavizó bajo la máscara—. ¿Qué es lo que deseas para ser humano, mi querido lobo?

—Una oportunidad de verte más de una noche —había un profundo anhelo en su voz.

—Tú lo haces. Te veo en el bosque, entre tu manada... —dejó otros detalles, de con quién lo vio—. Camina conmigo —dejó su bebida inacabada y tomó su mano en la suya, llevándolo hacia la pequeña escalera.

Él la dejó guiarlo desde la música alegre a la paz y la belleza del jardín. Los pilares de vegetación del jardín fueron tallados en forma de criaturas del bosque, y los caminos estaban bordeados de rosales, un estanque que goteaba a lo largo del centro. Caminaron un rato, mano a mano, el zorro y el lobo. Él los detuvo a ambos de repente, acercándola a él, con el brazo alrededor de su cintura y el otro aún agarrado a la suya. Cerraron los ojos, la mirada de ella buscando respuestas en el suyo mientras el suyo se adentraba en su alma. La besó, intensamente pero no con fuerza, con sus intenciones llenas de anhelo. La zorra se retiró después de sus momentos de deseo y sacudió su cabeza, las lágrimas se le escaparon de los ojos.

—No podemos —susurró—. Pero apreciaré estas noches —él se quedó callado mientras la abrazaba, disfrutando de la sensación de su cuerpo contra el suyo. Resignado, el zorro apoyó su húmeda mejilla en su hombro y respiró su aroma.

Permanecieron juntos durante la noche hasta que la luna se deslizó más allá de los árboles, los invitados de la fiesta se fueron hace tiempo, se llevaron en sus carruajes para ser convertidos en vagones fracturados, rotos a lo largo de viejos y olvidados caminos. Al salir el sol, la luna llena se fue, un pequeño zorro rojo y un lobo gris se separaron en medio de la vegetación.

Habría un próximo año y los dos podrían compartir un baile de nuevo. El zorro volvió a su casucha y al gallinero para molestar. El lobo regresó a su manada, a su pareja y a su camada.

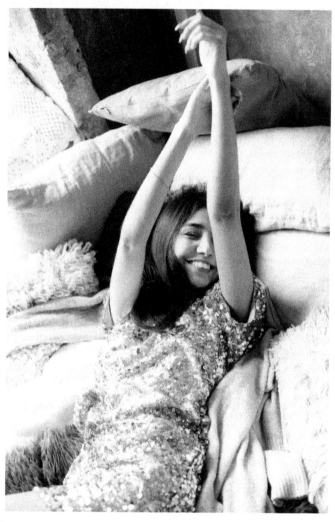

CAPÍTULO 3
EL CIUDADANO DE ADIS:

Inspira profundamente. Exhala profundamente. No entres en pánico, solo respira. La sensación de estar flotando se sentirá como tu nueva normalidad pronto. La gravedad aquí es más ligera, el aire una forma más pura de oxígeno hasta que llegues a las manzanas de la ciudad —la voz de arriba te tranquiliza mientras sacas tu cuerpo de la cápsula—. Bienvenidos al puesto de avanzada Adis.

Tu cuerpo se siente más ligero al pisar la fría superficie metálica, tus zapatos no son necesarios durante el crio-sueño. La última vez que caminaste a algún lugar, fue en un pequeño planeta azul y verde, a años luz de distancia. Sintiéndote un poco drogado por el oxígeno, te abriste camino a través de la habitación hasta la pared más lejana, hasta el cartel que indica un lugar para ducharse y cambiarse. La voz continuó sin preguntar, con una grabación de bienvenida a su nuevo ciudadano.

—Has viajado a través del tiempo y el espacio para tu

nueva vida aquí en el Puesto de Avanzada Adis. La carcasa del satélite gira alrededor de la planta Adis de abajo. Adis es un exuberante mundo verde, con el 90% de su superficie bajo aguas ricas en minerales. Los viajes a la superficie de Adis están limitados para expediciones de salida y de suministro —hubo una breve pausa—. Tiene doscientos trece días de permiso disponibles —estaba leyendo su perfil para evaluar la información—. Esto se ha convertido en doscientas trece horas de permiso disponibles en la superficie de Adis. Como ciudadano aquí, tienes acceso a las bibliotecas, comedores y todas las aulas. Sus cuartos están ubicados en el sector 23, bloque B. El acceso adicional tendrá que ser solicitado a su líder de bloque.

Después de una ducha refrescante y un cambio de ropa, prueban sus piernas espaciales y pasean por los sectores a los que tienen permiso para entrar. Aunque los pasillos son de metal denso, los alrededores no se sienten claustrofóbicos ni fríos, lo cual es muy acogedor, ya que la gente pasa y asiente con la cabeza para saludarte. Hay diferentes uniformes según el trabajo de la gente. Llevas unos simples pantalones amarillos y una camisa holgada, del color de un nuevo ciudadano, esto notificará a los demás de tu inexperiencia en el espacio, así como estarás listo para responder a cualquier pregunta que puedas tener. Hay uniformes azules más ajustados para aquellos que trabajaron directamente en la estación espacial como ingenieros y pilotos. Los uniformes rojos son para los ciudadanos experimentados que han vivido allí durante más de un año, un rito de paso para algunos. Como nuevo ciudadano, el amarillo es reconfortante para ti, un símbolo de tu nuevo comienzo.

Si te detienes a mirar fijamente desde el casco, la vista es impresionante. El paisaje es negro, pero con estrellas, sin contaminación lumínica a la vista. Allí puedes ver los brazos de las galaxias, las formas oblongas de las lunas alrededor de Adis, y el planeta de abajo también. Tonos de azul cerceta, con tintes de rosa, y parches de verde oscuro del bosque, es fácil ver la flora y las playas desde la extensa superficie del agua.

Tu nueva vida se instala con facilidad, acostumbrándote a tu entorno y recordando los pasillos para no perderte. Piden voluntarios para una caminata espacial y tú saltas a la oportunidad. Escogen un pequeño puñado y te llevan a una esclusa de aire. Allí te cambias de tu ropa amarilla a un traje de color blanco vivo. Los demás se cambian de ropa roja y amarilla, solo los dos encargados del paseo espacial están en azul. Los uniformes blancos se explican para resaltar en contraste con el espacio oscuro, en caso de que estés separado por cualquier razón. Se les enseña brevemente cómo controlar su respiración, cómo leer los niveles de sus trajes.

El traje espacial es más pesado que tu ropa y el peso es tranquilizador por la falta de gravedad más allá de las puertas de la esclusa. Sonríes y te pones en la fila como los azules, bloqueas a todos en una cuerda segura, una cuerda parecida a un tubo que se engancha a tu cintura - más precauciones de seguridad. Hay una señal, una luz roja se vuelve verde, y las puertas se abren. Hay un tirón contra tu cuerpo mientras el aire se vacía de la habitación. Tu corazón martillea brevemente en tu pecho mientras te encuentras con la eternidad, pero se ralentiza a medida que practicas tus ejercicios de respiración y la línea se mueve. El peso del traje es apenas perceptible, ya que el grupo sale flotando. Eres guiado con los otros sin caminar, atado por tu línea de seguridad.

Se te indica que actives los imanes de tus botas mientras eres guiado a la superficie del satélite de la carcasa. Te hundes hasta que un ruido sordo resuena a través de tus pies como el metal se encuentra con las botas. Ahora puedes caminar libremente, con la cuerda de seguridad suelta. Ansiosamente, te alejas de la pequeña reunión para pararte en el borde de un panel, con vista al gran abismo.

La insignificancia entra brevemente en tu mente mientras miras las profundidades llenas de estrellas. Se derrite rápidamente mientras admiras tu situación, una oportunidad de una nueva vida, un nuevo mundo. La insignificancia se convierte en significado, se te ha dado la oportunidad de empezar de nuevo entre las estrellas, nuevos mundos. Relajas tu cuerpo y levantas tus brazos, y los imanes te mantienen plantado mientras tu cuerpo se mece ante las olas y la brisa del cosmos.

CAPÍTULO 4
EL VUELO DEL BÚHO:

L a ventana se abre lentamente, con un pico y garras en el cierre. Un suave ulular llena la habitación. Ya estoy esperando a la criatura. He ido hacia él, mi cama se quedaba abandonada por horas. Siempre había demasiada excitación zumbando dentro de mí como para intentar dormir. El búho venía a medianoche cada dos semanas para llevarme.

Era una gran bestia del aire, su cuerpo tenía la forma de un barril de plumas con rosas beige y carnosas, rayado con colores burdeos, y tiras negras a lo largo de las alas. Se paraba en el techo, demasiado grande para caber por la ventana a la que llegaba durante sus visitas. Unos amplios ojos amarillos me miraban sin parpadear, impacientes conmigo incluso cuando me quitaba la bata para acompañarle fuera. Me incliné ante él cuando me balanceé de pie sobre las desvencijadas tejas.

—¿Adónde vamos esta noche? —pregunto, sabiendo que un grito ininteligible sería la respuesta.

Se arrastró hasta el borde, un nervioso tic de sus alas me hizo señas para que me acercara. Esta parte siempre fue la más difícil. Tragué y me abrí camino detrás de él y me metí entre las plumas. Su cabeza se retorció para mirarme, un picoteo afectuoso en la parte superior de mi cabeza. Enterré mis dedos en las plumas y sentí las riendas, de alguna manera siempre ahí cuando las buscaba. Me agarré con fuerza y exhalé lentamente, presionando contra él.

Su cuello se impulsó hacia adelante y se lanzó en picada desde el techo alto. Me tragué mi grito de miedo momentáneo antes de mirar hacia arriba, el chorro de aire hizo que mis ojos se humedecieran. Era tan alto como yo, pero aún más ancho, ya que su envergadura era el doble de mi tamaño. Aleteó y se elevó, manteniendo un nivel de vuelo mientras nos acercábamos al borde del bosque. Inhalo bruscamente, pensando que su envergadura era demasiado grande para los huecos entre los árboles. Me agarro fuertemente a mis riendas y mis rodillas se clavan en sus lados cuando gira, el ángulo invertido le permite hacer espacio. Vuela hacia abajo, y pasamos a través de una línea de árboles aún más estrecha.

Mis ojos lloran y las pequeñas ramas lamen mi piel, pero casi no me doy cuenta, la euforia del vuelo me cautiva en sus agarres. Solo puedo oír el silbido del viento y el calor del cuerpo del Búho presionado en el mío. Se siente como si fuéramos uno, aunque no tengo control, como un pasajero en la espalda de esta bestia emplumada. Va más y más rápido hasta que encuentra una percha en una rama lo suficientemente fuerte para el peso de los dos.

Me quedo sin aliento mientras me deslizo de su espalda para apoyarme en el tronco, con los pies apoyados en la curva de la rama. Una vez que el latido de mi corazón en mis oídos se ha asentado, pude escuchar el bosque vivo a mi alrededor. Los lobos aullaban a la luna que no podía ver, el grueso dosel bloqueaba mi vista. Mi compañero de viaje hizo un gesto con sus alas hacia abajo. Me senté en la rama, agradeciéndoles. Me acomodé más, cerré los ojos y pude escuchar ranas croando en un estanque en algún lugar cercano. Los grillos tocaron una melodía en los violines que eran sus piernas. Los sonidos de las ardillas, aún no dormidas, al subir a los árboles. Los mapaches se gorjeaban unos a otros mientras buscaban bayas.

Era un gran contraste con los sonidos de la ciudad a los que estaba tan acostumbrado, el grito de la gente tarde en la noche, el sonido de las bocinas, un tren que pasaba rápidamente a unas pocas manzanas de distancia. Mis párpados no se levantaron, eran demasiado pesados, ya que estaba arrullado por el bosque.

Estaba vagamente consciente cuando el Búho me levantó y me llevó de vuelta a través de los cielos. Acurrucado contra su pecho, escuchando sus relajantes latidos, ajustado contra su pecho, mientras se dirigía de vuelta a mi casa. No me pregunté cómo me llevaba el búho en picado a la cama cada vez, me dejó perplejo, claro, pero también lo hacía volando con un búho cada quince días. No quería cuestionar las cosas buenas, y menos perderlas. Mi cama era un reemplazo débil en comparación con las alas de mi compañero de vuelo, pero el canto de la madera todavía sonaba en mis oídos, ahogando la monotonía de la realidad.

Murmurando mi agradecimiento, el búho me cepilló el pelo con su pico y me dejó dormir. Hasta la próxima vez, me elevaría con él una vez más.

CAPÍTULO 5
LA BIBLIOTECA:

L as pilas parecían no tener fin. Su altura solo se detenía en el techo, donde en el siguiente piso había más libros esperando en los estantes. Al entrar en la vasta biblioteca, el abrumador aroma de páginas mohosas, tomos polvorientos y tinta fresca llenan los sentidos.

Una mujer se sienta detrás de un gran escritorio más allá de la entrada, con sus gafas puestas sobre el puente de su nariz. Uno podría asumir que era la bibliotecaria, pero no había sellos para permitir que los libros salieran de sus pilas. En su lugar, tenía libros apilados a su alrededor, uno abierto delante de ella. Sus ojos viajaban a través de cada línea rápidamente para pasar la página, el simple movimiento resonaba en los silenciosos pasillos.

Miró hacia arriba, como si estuviera perturbada, para descubrir que estaba de pie delante de ella. Ella se pone en desacuerdo, agarra un marcador de libros, y cuidadosamente marca su lugar en su libro. Murmuró que nunca doblaría una página o rompería el lomo del libro, y lo cerró, el chasquido también, reverberó en el espacio. La mujer menciona tu tardanza y sale de detrás de su escritorio. Es una mujer pequeña y robusta, con el pelo plateado por la edad, se mueve con una agilidad sorprendente para su edad, acercándose a ti.

Te evalúa, chasquea la lengua y es difícil saber si está de acuerdo o no. Te hace señas para que la sigas y tus ojos se llenan con los lomos de los libros, los bordes de los pergaminos, los podios de exhibición de las páginas abiertas con ilustraciones que podrían hacerte llorar. No hay polvo por tantos libros que no se han tocado, el aire se encrespa con el olor del pergamino y la tinta. Hay un suave zumbido colgando en la atmósfera que solo crece a medida que te adentras en la biblioteca.

El zumbido suena como un colectivo de voces, que no gritan para ser escuchadas, sino que dicen las palabras de sus páginas. Las historias que murmuran sus cuentos, hechos y anécdotas a cualquiera que las escuche. Deseas detenerte, pero la mujer te lleva por una escalera a los otros pisos, tus pasos se unen en el trasfondo.

Finalmente se detiene en un escritorio, como el suyo,

pero con varias historias arriba, y aún así hay más biblioteca para explorar arriba y abajo. Hace un gesto a la silla detrás del escritorio, ofreciéndotela. La coges y te hundes en los cojines desgastados, se siente caliente como si alguien acabara de dejarla. Pulcramente rota, la silla es perfecta, no es un resorte fuera de lugar, y el soporte del respaldo es exquisito. Ya hay torres de libros y ramos de pergaminos en la superficie. La mujer mayor te deja y desaparece por el camino que te trajo aquí.

Agarras un pergamino, la textura como terciopelo áspero bajo tus dedos mientras desatas la encuadernación. Los idiomas que no sabías que podías leer son muy claros para ti. Pasas horas leyendo las palabras pintadas, las historias de las personas y sus dinastías. Terminas tus pergaminos, tus ojos no se lastiman, y tu mente se ilumina con información. Agarras el libro más cercano y empiezas a pasar sus páginas. Este te hace llorar con su desgarradora historia. No estás seguro de si estás leyendo más rápido que antes o si el tiempo no tiene sentido aquí, terminas el libro en lo que parece que no hay tiempo y pasas al siguiente.

Los libros nunca terminan, las historias nunca cesan, y

las palabras fluyen en tal armonía. El cielo, un santuario de paz.

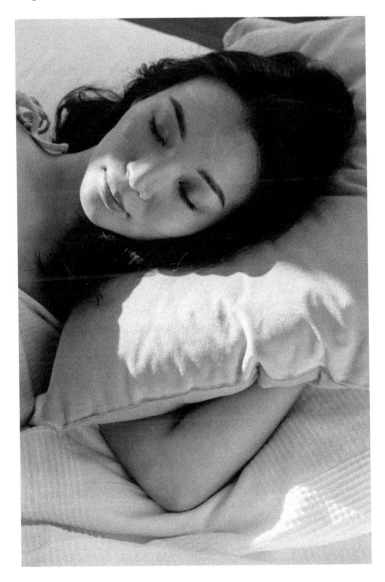

CAPÍTULO 6
TRADICIONES NAVIDEÑAS:

Meciéndose alrededor del árbol de Navidad... —sonaba en la radio. Era el día después de Acción de Gracias, y la tradición significaba que era la época de Navidad hasta la víspera de Año Nuevo. Tan pronto como el reloj dio la medianoche, las estaciones de radio tocaron las innumerables canciones de Navidad de lo viejo a lo nuevo y no se detuvieron hasta que la ovación se agotó en la ciudad.

Pronto las luces estarían decorando las casas y los árboles se pondrían en las salas de estar. Árboles de oropel, árboles de plástico y árboles de madera viva, cortados de las granjas. La familia Harrow cortaría su árbol como lo hacía cada año, el día después de Acción de Gracias. Su sala de estar tenía un lugar dedicado contra la escalera, este lugar permitía la máxima altura, lo que más le gustaba a la Sra. Harrow.

Toda la familia se ponía ropa de abrigo de pies a

cabeza. Chaquetas grandes, guantes resistentes y bufandas lo suficientemente largas para mantener las orejas calientes. El Sr. Harrow, sin embargo, siempre llevaba su sombrero de cazador, el pelo cubriendo completamente sus orejas, nunca había suficiente calor para esos pequeños apéndices. Los dos hijos de los Harrows eran una niña mayor y un niño menor: Lexi y Ryker. Los dos estaban ansiosos por la tradición: un día de caminata por la nieve, cortar un árbol, palitos de menta y, lo mejor de todo, chocolate caliente.

La familia Harrow se amontonó en su camión, la Sra. Harrow tocando las canciones de la temporada, y el Sr. Harrow manejando el volante. Lexi se apoyó en la ventanilla, y se dispuso a dormir durante todo el viaje mientras Ryker cantaba sin ceremonias las canciones; apenas se sabía la letra.

Llegaron a la Granja de los Árboles, y muchas otras familias llegaron al mismo tiempo. Los niños salieron del camión, la Sra. Harrow gritando tras ellos.

—Estarán bien —aseguró el Sr. Harrow a sus hijos más allá de la edad en que necesitaban supervisión directa. Los padres compartieron un breve beso, un susurro romántico que normalmente habría provocado un 'blegh' de Ryker y salieron del vehículo ellos mismos.

Las laderas estaban cubiertas de nieve, el aire estaba lleno de emoción por las próximas vacaciones. Los niños habían corrido a la cabaña con un audaz cartel etiquetado para las bebidas: chocolate caliente y café. Aún era pronto, pero eso no impidió que Lexi se deslizara sobre un billete de cinco dólares y se llevara las dos tazas de poliestireno de dulces recuerdos. Lexi hizo que su hermano pequeño le rogara por su taza antes de entregársela; él tomó un sorbo antes de dejarla enfriar, aulló de dolor. Sin pensarlo, agarró un puñado de nieve y enterró su lengua quemada en ella. Lexi se rio y sopló sobre su chocolate caliente para no cometer el mismo error que Ryker.

El Sr. Harrow los encontró después de elegir una sierra. Compró un café para él y una mezcla de chocolate caliente en polvo y café para la señora. Ella le agradeció con un beso en la mejilla. Salieron con sus bebidas calientes y herramientas de corte a través de las colinas rodeadas de árboles. Pasaron por árboles bajos y gordos; la altura no es la ideal para la gran entrada de la Sra.

Harrow junto a la escalera. Pasaron unos cuantos altos, pero eran escasos y ella se quejaba de los puntos muertos. Así es como empezó cada año.

La emoción se convirtió en desesperación por encontrar el árbol correcto; sus copas se vaciaron cuando se pusieron de mejillas rosadas por haber cruzado la granja. Ningún árbol era lo suficientemente bueno para la Sra. Harrow. Marcaron con pequeñas cintas los pocos que podían ser prometedores, pero en el fondo los niños sabían que no volverían a por ellos. Según la tradición, no encontrarían un árbol hasta que estuvieran en la parte de atrás de la granja, hasta las rodillas en la nieve, y amenazando con invadir alguna otra tierra.

Una alta bestia de un abeto Fraser finalmente impresionó a la Sra. Harrow, arrullando las agujas y rodeándola varias veces antes de que el Sr. Harrow ofreciera la sierra a Ryker. Su mandíbula cayó y sus ojos se abrieron, tomando la sierra con la mano.

—¡¿Tengo que...?! —preguntó, con la voz rajada por la excitación y la pubertad.

—Tú también eres lo suficientemente mayor. La

mantendré firme —el Sr. Harrow guiñó un ojo, metió la mano en las ramas para agarrar el grueso núcleo y asintió con la cabeza.

Ryker cayó de rodillas y cavó en la nieve hasta que encontró la base del árbol. Golpeó el borde de la sierra contra la corteza y sonrió antes de cortarlo locamente en ángulo. Estaba sin aliento y sudoroso cuando gritó un exuberante "¡CUIDADO!" con el Sr. Harrow sosteniendo el árbol se agitó antes de caer de lado con una pelusa de nieve. Las damas vitorearon y gritaron.

Lexi agarró la punta mientras Ryker luchaba con el extremo que había cortado, para llevar el árbol a la colina. Su viaje de regreso fue recompensado con chocolate caliente fresco y un paseo en carreta por un pequeño pueblo de Navidad, mientras la gente pagaba por su árbol de Navidad. Colocaron el árbol en la cama del camión, dejando el portón trasero abierto mientras el extremo sobresalía - el Sr. Harrow le ató una cinta amarilla de advertencia, por seguridad. Con los cables elásticos en la mano, aseguraron su recompensa y se dirigieron a casa.

Elevado contra la escalera del vestíbulo, el árbol era un espectáculo. El Sr. Harrow maldijo las luces enmarañadas mientras ayudaba a la Sra. Harrow a envolverlas alrededor del árbol. La copa del árbol rozaba el techo, una estrella brillante. Durante las primeras semanas de diciembre, el árbol sería decorado con un surtido de adornos, atados a un recuerdo o a coloridas bombillas de ganga aseguradas en las ventas de Navidad.

En la mañana de Navidad el árbol sería aún más generoso, sus luces parpadeaban a un ritmo programado, mientras los regalos yacían en la base. Medias colgadas por la chimenea, llenas de pequeños regalos, la Sra. Harrow había estado despierta toda la noche llenando. El aire se llenó con el aroma de los rollos de canela y el café, mientras los Harrows se levantaban para disfrutar los unos de los otros y los regalos que habían elegido con cuidado.

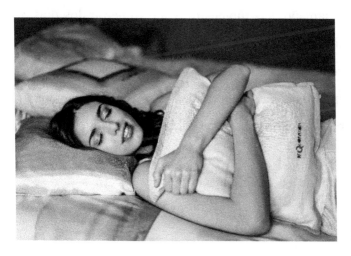

CAPÍTULO 7
EL MAGO:

En lo alto de su torre, Galgamare miraba las tierras donde practicaba la magia. El mago estaba envejeciendo y pronto necesitaría un aprendiz. Se retiró de la ventana de su estudio, mirando sus tomos, su círculo encantador, y el boticario que tenía en su corazón. Decidido a continuar con su legado mágico, buscó un alumno. Se prometió a sí mismo que al día siguiente dejaría su torre para encontrarse con un estudiante.

Salió al amanecer después de su desayuno. Llevaba una mochila, un bastón, y llevaba una túnica púrpura de buen tamaño, sus túnicas de viaje. Fueron dos días de caminata hacia el norte antes de llegar a su primer pueblo, un pequeño pueblo con una pequeña plaza de mercado y una posada que era en realidad la casa de alguien con un dormitorio extra. Sacó una cabina de su paquete mágico, una pequeña mesa y un taburete para sentarse. Galgamare se aclaró la garganta y esperó a que se le acercara; se había situado para sentarse en medio del pueblo.

Varias personas se acercaron a él durante el día, preguntando por sus asuntos allí. Una vez que se enteraron de la magia, una pareja se asustó, los niños se rieron, y unos pocos trataron de contratarlo para las apuestas. Se ganó su noche libre en la "posada" con unos cuantos hechizos para devolver las carnes pasadas a su mejor momento. Era una magia simple y bien practicada para él; era la forma en que se mantenía a sí mismo tanto tiempo en su torre. Guardaba comida y agua con facilidad mientras permanecía solo.

Mientras partía el pan con sus anfitriones, intentaba pensar en la última vez que estuvo con tanta gente o con alguien. Hablaban de cosas sin importancia, el posadero y su esposa, gente sin hijos, pero hospitalaria. Cuando no había viajeros en el camino para quedarse, hacían su brebaje para hacer dinero para el pueblo, varios aguamieles y cervezas, sin uvas o frutas para un vino decente. Compartieron una potente cerveza con el mago antes de que se fuera a dormir.

Sin perspectivas en el pequeño pueblo sin nombre,

Galgamare deseó suerte a sus anfitriones y se dirigió al noroeste para el siguiente pueblo. Había estudiado los mapas de memoria para encontrar su camino en el campo. No quería un niño de ciudad; veían maravillas grandes y pequeñas mucho más que el campesino pueblerino. Había sido un niño de una granja hace mucho tiempo. Mientras caminaba, su mente se deslizó dentro y fuera de la realidad, recordando sus primeras experiencias con la magia y cómo comenzó su camino hacia la brujería

Había tenido dieciséis años trabajando en los campos, con tierra seca para tratar de cultivar cualquier cantidad de grano que pudiera. Un molino de viento se dobló mientras su casa giraba lentamente, y una de las aletas se rompió. Se despertaba todas las mañanas antes del amanecer para cuidar los campos, arrear las cabras y ordeñarlas. Recogía huevos silvestres de los nidos de alrededor y cuidaba de las gallinas que tenían. Al amanecer, llevaba la leche y los huevos a su madre y a su padre en una pequeña cabaña a la cabeza de la granja.

Su madre lo saludaba y le recogía los huevos de sus brazos. Dejaba el cubo de leche para su hermana, que hacía queso con él cuando se levantaba de la cama. Su padre todavía estaba cazando, a menudo hacía pequeños viajes más allá de la granja para mejorar la caza. Mientras desayunaba, Galgamare preguntó dónde estaba su hermana cuando no llegó por el olor del grueso y chisporroteante tocino y los huevos. Su madre le instó a sacar a la chica dormida de la cama, no había tiempo para la pereza.

—Se ha ido— le dijo a su madre, confundida—. Su cama está vacía como si nunca hubiera dormido en ella —él y su madre la buscaron en la granja, gritando por ella, pero no había ninguna señal. Comió los huevos cocidos y el tocino quemado en silencio, y su madre se negó a comer mientras se inquietaba. *Me dolió ver a mi madre, una mujer amable pero severa, con tanto miedo*—. La encontraré —prometió—. Quédate aquí por si vuelve a casa —mi madre aceptó a regañadientes y le dio al joven una pequeña bolsa de pan y queso si se iba a ir por mucho tiempo.

Galgamere volvió a revisar la granja y cualquier lugar conocido en las laderas, trincheras para el agua, pero no había señales de ella en sus tierras. Se enfrentó al bosque de al lado, llamándola pero nunca le respondió, gritaba todo lo que podía pero tenía que estar tranquilo al anochecer. Desesperado, Galgamere se detuvo junto a un arroyo y miró fijamente al agua, deseando que le mostrara dónde estaba su hermana, así como le mostró su reflejo. Recordó el miedo y la euforia al ver que el reflejo pasaba de sus rasgos a los de su hermana, una chica guapa de pelo largo color heno; se veía bien, con los brazos rodeándola mientras se apoyaba en el chico de Jayson, de la granja de al lado. Su madre se enfurecería.

Le dijo a su madre lo que vio, y ella se veía pálida, insegura de creerle o maldecirle. Seguro que encontraron a su hermana en la granja vecina en su pequeño granero, besándose entre las yeguas. Cuando su padre regresó a casa, ella había tenido una charla severa, y un compromiso con el chico con el que la habían atrapado. Galgamare, por otro lado, era más severo y se le dijo que se fuera - no había lugar para niños magos aquí.

Había vagado hasta que se le pusieron los zapatos y le sangraron los pies, y encontró la torre a la que llamó hogar. Una mujer había vivido allí en ese momento, joven y vibrante de vida y le había enseñado todo lo que sabía hasta su último aliento. De ahí pasó a estudiar solo, entre sus pergaminos y artefactos, comprando a aventureros de paso que tenían un botín que serviría a su magia.

Galgamare entrecerró los ojos y vio granjas a la distancia, tierras clasificadas cuidadosamente por lo que cultivaban. Contó cuatro en su visión y visitó cada una de ellas, ofreciendo sus servicios y solicitando saber si había algún niño que pudiera ser dotado. Mientras que los dos primeros no tenían nada para él, excepto la curación de un ternero cojo, tuvo más suerte con el tercero.

Una niña pequeña, más joven que él cuando descubrió la brujería, con grandes ojos violetas, tenía problemas con las visiones. Los padres parecían temerosos de la niña con pelo negro y piel pálida, con un moretón en la barbilla y en las rodillas.

—Son arrebatos violentos —explicó la madre cuando Galgamare le lanzó una mirada acusadora—. Cuando las visiones la golpean, se desploma donde está y tiene un ataque. No está bien —añadió.

Suspiró y asintió, tomando las manos de la niña en las suyas, observando los ásperos rasguños para evitar que ella cayera. Preguntando lo que vio, explicó con una voz diminuta, vio cosas que ocurrieron y no ocurrieron, futuros y posibles futuros. Incluso le contó el secreto de hacer desaparecer una serpiente que había mordido a su perro sin pensarlo dos veces.

—Me gustaría llevármela —explicó Galgamare a sus padres. Tenían siete hijos en total, todos con ojos azules excepto la pequeña. La madre tenía ojos azules, pero el padre tenía dos ojos que no coincidían, un ojo marrón y el otro púrpura. La mujer de la casa era la que más hablaba, negociando cuándo y por qué su hija los dejaría.

Les dio tiempo para despedirse, a la niña se le dieron botas frescas y una pequeña bolsa para llevar sus cosas. Era tan alta como la cadera de Galgamare, pero él sabía que crecería como lo haría su conocimiento de la magia arcana. Resopló y lloró suavemente durante un rato, mientras caminaban, sin hablar con el otro.

—Creo que haré este viaje a tu nuevo hogar más rápido, ¿qué dices? —parpadeó, frotando las lágrimas de sus ojos—. ¿Me ayudas a hacer un portal? —sus ojos crecieron como platillos y aceptó con entusiasmo, extendiendo sus manos hacia él. Él se rio de su espíritu. Tomó su mano en la suya y extendió la otra, dibujando círculos y símbolos en el aire—. Cópiame si puedes —le animó.

Su pequeña frente se arrugó, y su mano trató torpemente de dibujar en el aire. Mientras que su habilidad para trazar las ruinas era pobre, él podía sentir el poder que resonaba en ella por la concentración y la voluntad. Había encontrado una buena alumna en la granja. Un estallido de poder estalló en el aire delante de él, un desgarro en la realidad mientras se forjaba un nuevo camino para ellos. Era un espejo ovalado que les mostraba una alta torre y un camino empedrado que iba de desgastado a intacto cuanto más se acercaba a la torre.

—Hogar —le dijo Galgamare a la chica que no necesitaba que le indicaran que se saltara el portal, el verde de la magia teñido de púrpura por el poder prestado por la chica de la granja. Riéndose, añadió—: Eres una buena alumna.

Allí, en su torre, le enseñó a la chica todo lo que sabía. Se llamaba Morra, y se acostumbró a la magia con facilidad. Deseó haber sido tan joven cuando le enseñaron, su mente flexible a las lecciones. Lenguas que nunca había oído hablar, las tomó como un pez en el agua.

Hizo su primera invocación a los nueve años y fue solo el comienzo.

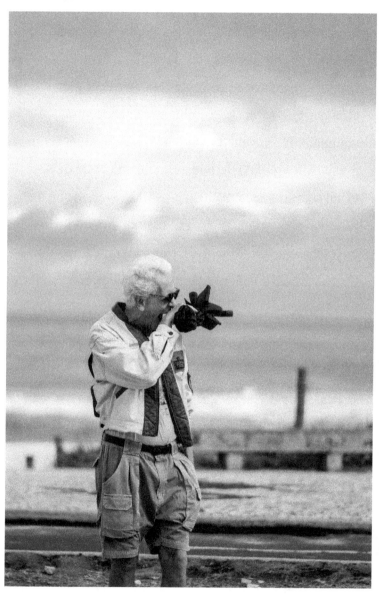

CAPÍTULO 8
AL OTRO LADO DEL MAR:

E l barco iba de un lado a otro, las olas lo lanzaban sin pensar en la pequeña cosa de madera de sus profundidades. Los hombres se gritaban unos a otros, las órdenes pasaban volando y se repetían, y luego seguían las confirmaciones de las tareas completadas. Un capitán se puso al timón, y lo giró con fuerza para llevar su barco a donde quería. El cambio repentino de las olas era una señal de que estaban cerca, que llegaban a aguas intactas, dañinas y protegidas por la brujería. Había una pequeña tripulación de aquellos lo suficientemente valientes como para unirse a él. Entre ellos eres lo suficientemente valiente para estar a bordo, no por el espíritu de navegar por el mar, sino porque esas aguas protegidas contenían los sueños que estabas desesperado por hacer realidad.

Las aguas pasaron del azul oscuro a un verde vivo, con tonos esmeralda que se entrelazan con el turquesa. Estos eran los colores que habías visto en tus sueños, la promesa de vida bajo ellos. La tripulación te gritó mientras te quitabas las botas y te sumergías en el agua. La superficie es cálida y burbujeante, pero a medida que te hundes más, el frío se apodera de ti y tus pulmones se queman. Intentas nadar hacia la superficie, pero ya no sabes hacia dónde está arriba, ya no puedes ver el casco del barco que estaba encima tuyo hace unos momentos.

Las manos se enrollan alrededor de tus tobillos y tiran, tirando de ti cada vez más profundo. Te duele el pecho, te quema el cuello, el agua salada llena tus pulmones. Pateas con las manos, pero aún así, te hundes más y más, más y más profundamente.

Parpadeas, la oscuridad se vuelve clara mientras tus ojos se ajustan, el mundo teñido por una película de aguamarina. Inhalas profundamente, sintiendo un torrente a través de tu cuello, tocándolo, sientes las rendijas de las branquias y las pequeñas burbujas de aire que salen de ellas cuando exhalas. Lloras triunfalmente y pateas en el agua para nadar - tus piernas ya no son dos sino una sola aleta sólida con escamas desde, rojo a naranja hasta la punta amarilla de la aleta. Te arrancas los jirones de los pantalones y te quitas la camisa, libre de la superficie y abrazado por el mar. Haces volteretas y círculos, respiras profundamente, desconcertado cada vez que aspiras agua en lugar de aire.

Recordando que algo o alguien te ha derribado, vas a buscar, buceando más profundamente para encontrar la fuente de tu bienvenida. Esquivas un cardumen de peces, nadando a tu lado mientras te sumerges, luchas contra las algas marinas que fluyen libremente hasta que te deslizas por grietas y acantilados abiertos para asentarte en el suelo arenoso. Desde el suelo, eliges una dirección y te pones en marcha.

Un viejo naufragio está cubierto de percebes a tu derecha. Te acercas a él e inspeccionas la nave, partida en dos, con marcas oscuras que indican la destrucción por las tormentas. Encuentra un pequeño camarote a bordo, sin ningún tesoro, pero con una vieja botella de vino. Descorcha el corcho y mira el líquido oscuro de color borgoña que llena el agua a su alrededor. Inhalas y te hace cosquillas y te quema un poco al respirar el alcohol. Toses y te agitas, aprendiendo que respirar el antiguo líquido no era el mejor de los métodos de consumo.

Necesitando una respuesta, dejas el naufragio para

buscar a los de tu clase. Hay más restos de barcos rotos y deshechos, un cementerio para los que no entienden el mar y sus advertencias. Has abrazado las aguas y has sido recompensado por tus sueños.

Ves los ojos al otro lado del camino en un campo de algas, alto, y moviéndose con las mareas arriba, la hierba sedosa parece agradable. Nadas tan rápido como puedes, aún adaptándote a tu nuevo cuerpo. Ves colas de color azul, verde y púrpura, otras tonalidades en cada cola, sus colores de pelo coinciden, algunos incluso tienen escamas y aletas que decoran sus brazos. Gritas con asombro y te mueves hacia ellos, tus preguntas son incontables y su humor es bueno para ti. Te llevan más lejos del mundo de la superficie, el frío del agua ya no te molesta, el agua salada en tus pulmones es tu sangre vital, y tu cola es mejor que las patas del mar.

Te llevan a su ciudad, a sus casas, las ballenas decoran el océano arriba como aves pesadas. Altas estructuras en espiral sobresalen del suelo como grandes corales, tallados para albergar a los merfolk. Las conchas decoraban a la gente y las casas por igual, pulidas para brillar como joyas. Perlas colgaban de las orejas, tesoros recuperados de simples recuerdos como la platería para decorar sus casas.

Te encuentras comenzando a reunir tus propias perlas.

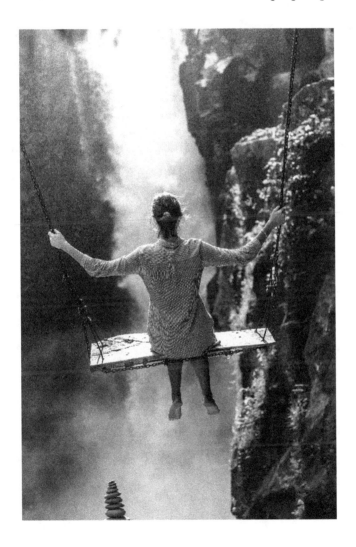

CAPÍTULO 9
EL DRAGÓN Y LA RECOMPENSA

En lo alto de las colinas, yacía un dragón negro. Era una bestia para contemplar que cazaba las tierras, comiendo criaturas en los pastos y desconociendo a los humanos por igual. Era un gran terror para la tierra; la Reina puso una recompensa por la cabeza del dragón: una parcela de tierra y su peso en oro si podían matar al dragón y acabar con su reinado de miedo.

Rex, un campesino que no tenía ni un centavo a su nombre, se encargó de dejar su pequeña aldea y dirigirse a las colinas para enfrentarse al dragón por la gran recompensa. Sabiendo que el dragón solía ser cazado de noche, Rex se acercó a la morada de la bestia mientras el sol estaba alto en el cielo. Se había abierto camino a través de las colinas para encontrar una gran madriguera donde el dragón dormía. Viendo el inmenso tamaño del dragón y sus débiles armas, Rex sabía que tendría que encontrar otra forma de derrotar a la criatura.

Abandonando la caverna, volvió al camino para considerar sus opciones. Al ponerse el sol, una mujer apareció en el horizonte. Estaba vestida con túnicas oscuras y solo podía ver la mitad de su cara.

—Saludos, viajero cansado —se inclinó ante él—. Siento una necesidad dentro de ti. ¿Quizás pueda ser de ayuda?

—¿Cómo sabes lo que necesito? ¿Y qué podría darme una mujer corriente? —Rex se mostró escéptico mientras sacaba 3 frascos de su manga, cada uno de vibrantes colores: púrpura, azul y dorado.

—Yo doy regalos de poder. El azul te dará velocidades rápidas, el púrpura te dará una inmensa fuerza, pero el oro... —ella sonrió astutamente—. El oro te concederá los poderes de una lengua de plata.

—¿Qué costo requicre? Soy un campesino, no tengo nada que ofrecer —explicó Rex.

—Cuando hayas ganado tus ganancias, vendré a buscarte, me darás una pequeña cabaña en tus tierras y la deuda será pagada —la bruja, sosteniendo los frascos entre sus dedos, se extendió hacia él y los sacudió de manera burlona.

—Trato hecho —dijo rápidamente. Él fue a tomar las tres ampollas, pero ella se echó atrás, sacudiendo la cabeza.

—Solo una —le dijo. Él se tomó su tiempo antes de decidirse por el frasco de oro—. Es el don del habla.

Rex le quitó el frasco, y los remolinos de oro lo dejaron en trance; miró hacia atrás para agradecerle, pero la mujer se había ido. Esperó hasta el anochecer cuando la bestia se despertara para convencer al dragón de un compromiso confiado en la magia que la bruja le había dado.

—Gran y magnífico dragon —comenzó Rex después de tragarse la poción, entrando en la madriguera—. ¡Te pido que me perdones la vida para que yo pueda perdonarte la tuya! ¡Hombres de todas partes han venido a sitiar tu puerta porque la Reina ha ofrecido tierras y dinero por tu muerte! Te ofrezco en cambio un trato... Permíteme mostrarte la prueba de que has sido asesinado, y a su vez, puedes buscar refugio en mis tierras para no ser cazado nunca más.

Esperó a que el espantoso aliento de fuego lo matara,

pero no llegó. El dragón se rio de él, pero el movimiento de su cabeza llenó a Rex de alegría: los efectos encantadores habían funcionado. Levantó su garra y se arrancó un diente gigante de su boca, entregándoselo a Rex.

—Ven a buscarme cuando tengas tus tierras o iré a buscarte —prometió el dragón, volviendo a su sueño.

Rex abandonó la madriguera con entusiasmo y se dirigió a la Reina con su recompensa. La Reina se aferró a cada una de sus palabras mientras contaba una falsa historia sobre la muerte del dragón, la magia de la poción aún estaba en vigor. Atrapado en los placeres de la realeza, Rex se olvidó de sus tratos con la bruja y el dragón, y se quedó más tiempo con la Reina en lugar de tomar sus nuevas tierras.

Una terrible pesadilla lo despertó quince días después: la bruja y el dragón habían venido por él, arruinando todo lo que se le había dado. Se fue en medio de la noche empapado de miedo para cumplir su parte de los acuerdos, no sea que vengan y lo destruyan todo. Se dirigió a la parcela de tierra que le habían dado, para trabajar en la construcción de la casa de la bruja y cavar una nueva guarida para el dragón. Una vez terminada la construcción, la bruja apareció al atardecer, con una clara sonrisa para él.

—Un hombre sabio no deja que su encanto se apodere de él —meditó ella al pasar junto a él para entrar en su nueva cabaña.

Rex se dirigió a la ladera para buscar al dragón después de que la bruja se instalara.

—Me estaba impacientando —le advirtió el dragón—. Es bueno que hayas mantenido tu promesa —le ofreció su espalda y los llevó de vuelta a sus dominios. A su regreso, el peso del miedo se le quitó a Rex, sus deberes cumplidos y su vida ya no estaba en peligro por los tratos.

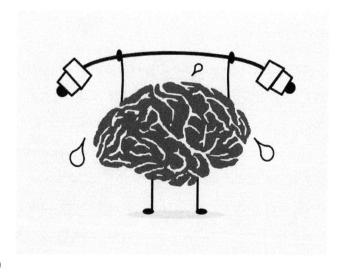

CAPÍTULO 10
LA GUERRERA

arecía que la escalera nunca terminaría, paso a paso, chocando el metal con el hormigón. Antorchas que parpadeaban sus llamas en un viento inexistente, iluminando el camino que llevaría a la cima de la torre. Esta tarea no sería fácil, los demonios parecían acechar más allá de cada vuelta y su existencia nunca cesaba, y lo que estaba por delante, los mismos dioses apenas sabían

Dentro de este sólido salón de ladrillos con escaleras con aire de guerrero. Cubierta con una armadura de plata y cuero, un casco sobre el cráneo para protegerse, esta guerrera no debía ser tomada a la ligera. Una espada descansaba en su guantelete cubriendo sus manos y con cada paso cauteloso el aire se movía nerviosamente, su agarre en su arma solo se hizo más tenaz. Esta guerrera rezó a sus dioses para que le ayudaran y le asistieran en todo lo que pudieran, ya que eran ellos los que le habían enviado a este castillo abandonado. La aterradora belleza del lugar era un engaño, lo que realmente se escondía dentro de él era retorcido y malvado en su estado más puro.

Con ojos marrones, febriles por usar su vista, mirando de todas las maneras posibles que podían girar. Los ojos eran todo lo que realmente se podía ver como humano en este blindado, ojos de chocolate de color lechoso, incluso la piel estaba escondida en las profundidades de la oscuridad debajo de todo. Pero era humano, la estructura no mostraba ningún signo de un ogro y aunque era alto para ser uno de su edad y clase, no era un gigante. La posibilidad de que fuera un demonio de cualquier tipo era dudosa ya que los dioses seguramente nunca pedirían la ayuda de uno. Había otras razas para elegir de las que este podría ser, pero, por desgracia no era más que un humano normal, sin magia, pero sin embargo terminando sus días como luchador.

El siguiente paso la llevó a la vuelta de una esquina y allí estaba finalmente, al final de la escalera, una puerta de una pesada estructura de madera. La puerta, sin embargo, no era lo único que se veía, otra criatura demoníaca acechaba fuera de la habitación final, vigilando la entrada al objetivo del guerrero. El demonio se dio cuenta de su presencia y sus ojos rojos brillantes resplandecían en la antorcha que estaba a su lado. La piel de un negro malvado, y el pelo de un color incluso oscuro era claro de ver mostrando lo inhumano que era. No iba a ser una tarea fácil derrotar a este como habían hecho los otros. El demonio estaba incluso vestido con una armadura de un tipo y la magia vibraba salvajemente. Los símbolos marcaron su cara, bajando por su piel, desapareciendo bajo su traje, apareciendo de nuevo en lugares donde su exterior natural se mostraba.

—He estado esperando —gritó la voz del diablo, en un dialecto moderno—. Has demostrado que eres digna de luchar contra mí, pero puedo prometerte que no te permitiré entrar por esta puerta a mis aposentos a menos que tu cadáver sea arrojado dentro de ella —alas de cuero con escamas oscuras aparecieron de su espalda al acercarse al guerrero. Los cuernos sobresalían de su sien mientras un corto grito salía de sus cuerdas vocales por su boca, una cola brotaba de su espalda.

La guerrera no devolvió ninguna palabra a cambio de la amenaza pero sus ojos se entrecerraron y apretó la empuñadura de su espada y puso su cuerpo en posición de batalla. Su pierna derecha estaba adelante mientras que su pierna izquierda colgaba hacia atrás, y su espada estaba sostenida firmemente frente a él.

El demonio no perdió tiempo en atacarle, comenzando la lucha que llevaría al guerrero a su tarea final. El demonio usó su cuerpo como arma, los brazos, las piernas y la cola se transformaron en armas o usaron sus bordes afilados como cuchillos. La batalla parecía durar horas, y el guerrero estaba exhausto, pero rendirse significaría una muerte segura, mientras que continuar le daría alguna esperanza de supervivencia. Los dos compartieron sus heridas, el demonio sufrió más heridas abiertas y el humano sufrió de moretones y dolores sordo. El demonio aún no había desatado su magia, de la que era muy capaz.

Los guerreros se enfrentaron a la puerta y los demonios al vacío que había en la escalera. Estaban a varios pies de distancia, ambos respiraban con dificultad, parecía un descanso, no duró mucho. Una mano negra se extendió frente al demonio y un orbe negro perfilado en un color blanco cegador se formó dentro de su palma. Los ojos del humano se abrieron de par en par con horror, sabiendo lo que estaba por venir, pero no había nada con lo que bloquearse, esconderse o correr, tenía que recibir el golpe.

Y así lo hizo.

La poderosa ráfaga de magia lo arrojó a la puerta, se rompió por la fuerza. La grieta cedió, sin embargo, y la entrada a la habitación estaba abierta. El guerrero fue entonces arrojado a la pared frente a la puerta, cubierto con lo que debería haber sido metal pero en cambio el traje de cuero debajo de él, que tenía poco acolchado para el cuerpo humano debajo de él. La armadura de metal desapareció, la espada que una vez sostuvo también, destruida en la nada por la explosión mágica del demonio. Su cuerpo se desplomó en el suelo, con la cabeza baja, el cuello doblado lo más posible, hasta que el mentón del humano tocó su pecho, y el largo cabello plateado cayó de detrás de sus orejas frente a la cara.

El demonio maldijo, no quiso romper la puerta pero continuó entrando, de todos modos. La habitación no era más que una cámara, una cama, un tocador, muebles de tipo medio pero decorados con diseños intrincados, excepto un cofre dorado al lado que hacía que la habitación pareciera diferente. Cuando sus maníacos ojos rojos se posaron sobre su presa, jadeó e hizo un grito furioso.

Su oponente no era un hombre como él había pensado que era, ¡sino una mujer! Pero eso no importaba ahora, ya que parecía que nuestro guerrero, hombre o mujer, estaba muerto, o eso es lo que el demonio había asumido.

Un gemido resonó en sus labios y una mano temblorosa se posó en el frío suelo. La cabeza se levantó como lo hizo toda su forma. Los moretones y cortes eran más evidentes sin la armadura de plata. Sus ojos marrones se encontraron con los rojos brillantes de él casi de forma desafiante mientras sus labios se estiraban en una sonrisa.

—¡Tú! —gritó el diablo, señalando con enfado—. ¿Cómo puedes estar viva? ¿Eres una especie de inmortal? ¡Ningún simple humano puede soportar mi poder!

—Pero por desgracia, malvado, no soy más que pura carne y hueso de un mortal, y soy yo quien será tu muerte —dijo la mujer llevándose la mano a la cara limpiándose la boca, buscando sangre. Una risa sonó de ella mientras otro grito enfurecido resonaba en la habitación—.

Cálmate, asqueroso engendro del infierno... No eres el primero ni el último de tu especie en ser enviado por un mortal, ¡un mortal femenino!

—¡Te mataré, muchacha! —el diablo cargó como lo había hecho una vez, pero su locura sería su caída, ya que fue cegadora.

Ella se apartó de su camino y él chocó contra la pared pero saltó de ella, saltando sobre ella de nuevo, ella esquivó esto también. El juego del gato y el ratón continuó por un tiempo y ningún vencedor llegó a serlo ya que ninguno de los dos aterrizó en un ataque durante la siguiente hora. La mujer no pudo esquivar más y esto quedó claro cuando su mano con garras hizo contacto con su lado.

Ella gritó de dolor cuando su intento de esquivar la llevó a aterrizar en el suelo. Su respiración era pesada mientras se tambaleaba para escapar de otra mano con garras que se clavó en la piedra donde había caído.

—¡Ja! No eres más que un mortal, te cansas tan fácilmente —señaló triunfante mientras la obligaba a acorralarse. Sus ojos se dirigieron a la habitación; no tenía ningún arma. La habitación era un desastre, los muebles estaban destrozados y tirados sin rumbo. Ella vio una ventana pero saltar no era la opción, ni tampoco podía pasar su gran forma a través de ella—. Sabes —siseó, estaba apenas a un pie de distancia—, no eres tan mal parecida, y no he tenido carne de mujer en un tiempo —se lamió sus labios oscuros provisionalmente. Sintió que sus ojos se ponían pesados por la pérdida de sangre y si no hacía algo rápidamente, se desmayaba y seguro que todo terminaría.

Ella soltó su lado que goteaba sangre y le clavó el hombro en el pecho, algo que él no esperaba, fue una decisión bastante precipitada. Lo llevó al suelo con ella encima de él. Ella bloqueó sus manos con su brazo, sus garras la cortaron profundamente. Su otra mano alcanzó su cola, era afilada y terca, pero ella la agarró y tiró con fuerza.

La cola se desprendió de su cuerpo con una fuerte sacudida, agotándola inmensamente y su vista se oscureció repentinamente en destellos. Mientras ella iba a la deriva dentro y fuera de la conciencia, él cambió las estacas y la hizo rodar para que estuviera encima de ella.

Una nueva cola brotó de su columna vertebral, como si lo que ella había hecho no hubiera tenido efecto, pero no lo había hecho para hacerle daño, no. Lo hizo para usarla contra él. La mujer finalmente se controló y sostuvo la cola con fuerza como una daga y la clavó en el pecho del demonio repetidamente.

Se quedó quieto por el empalamiento. La sangre azul y espesa cubrió su frente mientras ella empujaba su cuerpo cojo lejos del suyo. Ella misma estaba inmóvil, con los ojos tratando de apartar la oscuridad que sus ojos amenazaban con liberar. El suelo a su alrededor era un choque de un arco iris, su sangre granate, la sangre azul oscuro de los demonios y la mezcla de ambos formando un color parecido al púrpura.

Se despertó en la comodidad de su cama, con vendas que envolvían la mayor parte de su cuerpo. Le dolía y no se atrevía a moverse. Sin embargo, había alegría en ella, riéndose de la suerte de que pudiera vivir de una búsqueda por la que ciertamente pensó que moriría. Había luchado con lo que creía que era su último aliento y ahora respiraba aire mientras ese demonio se pudría.

CONCLUSIÓN:

Has vencido a los enemigos, lidiado con dragones, nadado en las trincheras más profundas del océano, y espero que hayas soñado con fantasías más espectaculares. Estos cuentos para adultos para dormir han estado aquí para que tu tranquilidad sea tu canción de cuna. Vuelve a ellas cuando tengas problemas para volver a dormir para llevarte a un sueño profundo.

Si disfrutaste de este libro, por favor, hazme saber tus pensamientos dejando una pequeña reseña en Audible... ¡Gracias!

¿Recuerdas los cuentos para dormir de niño?

¿Todavía puedes recordar los sentimientos de relajación y felicidad que sentiste antes de dormirte?

¿Te gustaría volver a días como ese y

relajarte del estrés de la vida diaria a la hora de dormir?

Hay una razón por la que leemos a los niños a la hora de dormir. Permite que tengan pensamientos felices de aventuras y diversión que les permitirá calmar sus mentes y promover un sueño mejor y más reparador. Esto les ayudará a dormir lo que necesitan antes de afrontar el día siguiente, que probablemente se llenará a tope con el aprendizaje. *Para los adultos funciona de la misma manera, permitiéndonos relajarnos del estrés y las tensiones de nuestros trabajos o aliviando las preocupaciones que podamos tener*, para que estemos listos para enfrentarlos con renovado vigor.

Este libro, **Cuentos para adultos para dormir**, ha sido creado para aquellos de nosotros que tenemos mentes tan activas que nos cuesta dejarlas. En su interior descubrirás una amplia gama de grandes historias que te ayudarán:

- **Encuentra un estado de profunda relajación**

- **Entra en los reinos de la imaginación pura**

- **Consigue el tipo de sueño rejuvenecedor que realmente necesitas**

- **Libera cualquier pensamiento negativo que puedas tener**

- Aliviar el estrés que se acumula diariamente

- Prepárate con más energía para el día siguiente

- Recuerda cómo debería ser la vida

Y mucho más…

Incluyendo ejercicios de mindfulness como la respiración profunda y el trance inductivo, estas historias proporcionan su propio paisaje mental único para el oyente que promoverá el tipo de sueño que es esencial para todos nosotros **y que nos prepara física y mentalmente para las demandas diarias que se nos imponen**.

Si te parece bien, ¡consigue una copia de Cuentos para Adultos para dormir y mira cómo podría cambiar tu comportamiento de sueño!

CPSIA information can be obtained
at www.ICGtesting.com
Printed in the USA
BVHW090815220221
600771BV00001B/92